Dr PEYROT

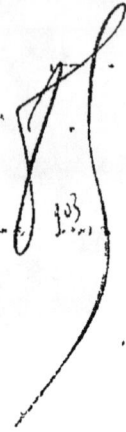

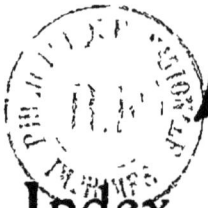

Néris

Index clinique et pratique

Les Eaux de Néris réunissent les propriétés des *toniques* et des *calmants* ; elles s'adressent surtout à cet état morbide, si commun chez les rhumatisants et les névropathes, *l'irritabilité extrême* et *la faiblesse*.

Professeur PIDOUX.

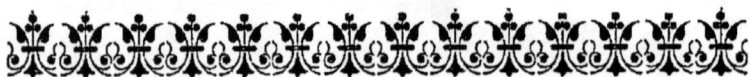

NÉRIS

Les Eaux de Néris ne constituent pas plusieurs sources d'origine et de nature différentes; elles proviennent d'une seule nappe d'eau minérale venant émerger par six ouvertures, ou puits, dans un espace très restreint, recouvert par le petit Etablissement.

Possédant, à peu de choses près, la même température, offrant à l'analyse les mêmes principes en dissolution, les eaux de chacun de ces puits ne peuvent que dériver d'une source commune, traverser des milieux identiques, conséquemment répondre aux mêmes indications.

Ces puits se nomment : 1º Le Puits de la Croix, 2º le Grand Puits ou Puits César, 3º le Puits Carré, 4º le Puits Boisrot, 5º le Puits Dunoyer, 6º le Puits Falvart de Montluc.

D'après les évaluations les plus récentes, le débit total est estimé à deux mille mètres cubes par vingt-quatre heures.

Propriétés physiques. — A l'orifice du Grand Puits ou Puits César, le seul qui ne soit pas recouvert et que l'on puisse voir actuellement, le liquide paraît être soumis à un mouvement d'ébullition déterminé par de grosses et nombreuses bulles de gaz qui le traversent continuellement, quelquefois sous forme de courant, pour venir crever à la surface. La quantité de gaz qui s'en échappe n'est pas constante ; elle varie suivant les conditions de l'atmosphère et l'état électrique de l'air.

L'eau est parfaitement limpide et incolore, en petite quantité ; elle prend, à l'air et en masse, une teinte légèrement verdâtre. Elle n'a ni odeur, ni saveur prononcée ; bue froide, elle diffère peu de l'eau ordinaire ; chaude, elle a un goût un peu alcalin ; même à la dose de plusieurs verres elle ne provoque pas de nausées.

Ramenée à un degré tel que la peau ne perde point la sensibilité tactile, (30 à 35° par exemple) elle est excessivement douce, onctueuse, comme savonneuse au toucher.

Sa densité est de 1001, celle de l'eau distillée étant représentée par 1000.

Au griffon, le thermomètre donne invariablement 52 à 53° centigrades.

La plus remarquable des propriétés physiques des Eaux de Néris est, à coup sûr, l'énorme proportion des matières organiques qu'elles renferment, la facilité avec laquelle l'organisation s'y manifeste au contact de l'air, de la lumière, et de certaines conditions de tempétature.

Dès l'arrivée au Grand Etablissement, dans le bassin situé à droite, les regards sont attirés par l'une des plus belles flores sous-marines que l'on puisse observer.

Là, des plantes d'un vert foncé pouvant atteindre 50 à 60 centimères de hauteur, une forêt de pins en miniature, les Conferves s'élèvent en colonnes serrées, se courbent en arceaux, prennent les formes les plus variées, présentent un aspect véritablement curieux. Parfois, elles se détachent, avec de gros bouillons, viennent s'étaler en plaques, à la surface. Alors, les plus récentes sont d'un beau vert, les anciennes deviennent grisâtres.

Sans en avoir de preuves certaines, les Médecins qui

se sont, jusqu'à présent, succédés à Néris s'accordaient pour attribuer à l'électricité un rôle dans l'action de ces eaux. Leurs hypothèses sont, aujourd'hui, devenues un fait acquis, par les travaux de l'un de nos confrères de Commentry, M. le Docteur Allot qui, reprenant les expériences de Scouttetten, a nettement et scientifiquement établi l'état électrique des eaux du Grand Puits.

Propriétés chimiques. — D'après l'analyse faite par M. J. Lefort, en 1857, les Eaux de Néris seraient peu minéralisées.

Les éléments chimiques prédominants seraient, en s'arrêtant aux centigrammes, par litre :

Bicarbonate de soude	o gr.	41
Sulfate de soude. . .	o	38
Chlorure de sodium .	o	17
Bicarbonate de chaux	o	14
Silice	o	11

Si l'on ajoute de minimes quantités de bicarbonates de potasse, de magnésie, de fer, de manganèse, d'iodure de sodium, on obtient un ensemble de 1 gr. 2.657 par litre.

L'analyse des gaz qui se dégagent spontanément des sources a donné, pour cent parties :

Azote 95, acide carbonique 3, oxygène 2.

Cette faible minéralisation rendait la classification difficile aux hydrologues qui, avant tout, veulent prendre pour base la nature des éléments chimiques prédominants. Aussi les Eaux de Néris ont-elles, tour à tour, été appelées :

Bicarbonatées mixtes, Inermes, Bicarbonatées sodiques, Alcalines salines, Hyperthermales, Indifférentes et Indéterminées.

Or, même en s'en tenant à cette analyse déjà ancienne, peut-être n'est-il pas inutile de faire observer, qu'à Néris, le traitement étant surtout externe, le bain formant le fond de ce traitement, si l'on multiplie par 400 (nombre de litres que contiennent les baignoires de cette station) la quantité de 1 gr. 2657 de sels par litre, on arrive à un total de 506 gr. 28 de sels par bain.

Vers 1860, un ingénieur des Ponts et Chaussées de Moulins, M. de Gouvenain, en opérant sur cent litres d'eau, trouvait une proportion de 61 centigrammes de fluorure de sodium.

Tout récemment, M. le Professeur Carles, de la Faculté de Médecine de Bordeaux, a découvert plusieurs éléments dont la nature paraît justifier l'action curative de ces eaux.

« Ce sont les *carbonates de baryte, de plomb, de cuivre* ; les *fluosilicates* et *fluoborates alcalins* associés à un peu de *lithine.*

Toutes ces substances sont en dissolution dans l'eau, au griffon, grâce à la température de l'eau et surtout à un excès d'acide carbonique. C'est ce gaz précieux qui associé au bicarbonate de soude, empêche les sulfates de l'eau d'insolubiliser la baryte et le plomb. »

Mais dès que l'eau arrive à l'air, elle perd progressivement sa chaleur et son gaz, et comme conséquence, une partie des carbonates de baryte, de plomb et de cuivre se séparent. Voilà pourquoi M. le Professeur Carles les a retrouvés tout d'abord en abondance dans les dépôts et boues que l'eau laisse partout depuis le griffon jusqu'à la baignoire.

Dans les baignoires même, d'après M. Carles, cette dissociation continue, ces carbonates se séparent à l'état de division extrême, et la part qui reste fixée à l'épiderme pour être absorbée à sec est un des facteurs thérapeutiques importants de nos eaux.

Ceci indiquerait donc que toutes les eaux bicarbonatées analogues à celles de Néris seraient d'autant plus chargées de carbonates métalliques qu'elles seraient plus proches du griffon, ou auraient reçu moins d'eau refroidie.

Voilà pour le sort des carbonates métalliques, sels

qui, par la nature de ceux de Néris, sont non seulement des *sédatifs*, mais même, à haute dose, des stupéfiants du système nerveux.

Quant aux autres sels, *fluorures, fluoborates, fluosilicates alcalins, carbonate de lithine,* ils restent, quoi qu'il arrive, en dissolution dans l'eau Ce sont eux qui, joints aux bicarbonates alcalins, rendent l'eau onctueuse et alcaline ; ce sont eux qui *détergent la peau,* gonflent l'épiderme et le rendent ainsi propre à *l'absorption* des divers sels de l'eau. Ce sont eux qui, par leur nature propre et leur action antiseptique, agiraient d'une façon si salutaire sur une foule de dermatoses que guérit bien Néris.

C'est en se basant sur ces résultats et pour exalter l'action thérapeutique de l'eau de Néris que M. P. Carles a proposé d'ajouter à nos bains de la matière noire du griffon, riche en carbonates neutres de baryte, de plomb et de cuivre ; ou, dans d'autres cas, la bouillie blanche des chaudières élévatoires alimentées avec l'eau minérale.

Pour la première, il a proposé une dose de 100 à 500 gr., bien broyée entre les mains, et il la réserve pour les choréiques et les grandes nerveuses.

L'autre peut, à son avis, être employée à la dose de 500 gr. à un litre par bain. Cette bouillie blanche lui paraît plus utile pour le traitement des névroses qui sont des réflexes de certaines affections cutanées.

En résumé, l'analyse de 1857 n'expliquait en rien les effets absolument incontestés des Eaux de Néris dans les affections nerveuses, c'est par l'observation seule que l'on était arrivé à bien établir leurs propriétés particulières. Aujourd'hui l'analyse vient corroborer les résultats de l'observation.

Les travaux de M. P. Carles nous montrent quels sont les principaux éléments auxquels les Eaux de Néris sont redevables de leur action sédative dans tous les états nerveux.

Partout, dit M. Carles : dans l'eau, dans le dépôt des

eaux, dans les conferves, j'ai trouvé de la baryte, du plomb, du cuivre carbonatés.

De toutes façons, ces eaux comprennent quatre facteurs principaux ;

1° La thermalité ;

2° L'ensemble des sels minéraux, l'agrégat minéral ;

3° Des matières organiques, les conferves ;

4° Un état électrique.

Si donc l'on tenait simplement compte des principaux éléments des eaux, sans se préoccuper du cadre qui pourrait leur convenir, la dénomination qui paraitrait la plus rationnelle serait : *Eaux thermo-minérales organiques.*

Modes d'emploi. — Les Eaux de Néris s'administrent en bains, douches, vapeurs, boisson. Ce dernier usage est fort limité. Pris à la suite du bain, un verre d'eau chaude favorise la diaphorèse chez le rhumatisant ; employé en gargarisme à la température initiale, il produit souvent de bons effets dans certaines affections de la gorge.

Les conferves s'emploient en frictions, en applications topiques, elles ont une action stimulante et résolutive.

Mais la médication essentielle, et de beaucoup la plus plus importante est, sans contredit, la médication externe ; aussi, est-ce à elle que s'appliquent les considérations qui vont suivre.

Action physiologique. — Les propriétés physiologiques des bains de Néris ont été très bien étudiées et parfaitement décrites par l'un de nos prédécesseurs, M. de Laurès.

Par la durée ou la température relatives des bains, on obtient, à volonté, une action excitante ou sédative, tonique ou calmante.

Les bains tempérés déterminent tout d'abord un sentiment de bien-être général, puis de fatigue légère.

Il est des cas où le traitement n'amène dans l'économie presque aucune modification ; mais par suite de sa continuation, certains malaises ne tardent pas à se produire et à prendre le caractère d'une véritable crise minérale.

Nous devons dire que cette crise ne provoque jamais de troubles inquiétants, qu'elle ne présente aucun inconvénient, et qu'elle est toujours bénigne et très modérée, quand le traitement est conduit d'une manière prudente et rationnelle. C'est, du reste, grâce à leur faible minéralisation, et à leur excitation modérée que ces eaux sont employées avec autant de succès dans la plupart des maladies où l'administration d'eaux plus fortement minéralisées pourrait présenter des dangers.

C'est, en général, du sixième au douzième jour qu'on observe les phénomènes suivants : sensation de fièvre, frissons légers, sans modifications notables de la circulation, si ce n'est un peu d'abaissement du pouls ; tête lourde avec un peu de céphalalgie intermittente ; fatigue générale, envie de dormir pendant la journée, insomnie et agitation la nuit ; langue blanche et saburrale, soif assez intense, l'appétit est diminué. L'urine est rare, colorée, avec un peu d'acide pulvérulent au fond du vase. Tantôt constipation, tantôt diarrhée qu'une purgation juge facilement.

On voit aussi se développer de légères éruptions qui varient sous le rapport de leur forme et de leur durée ; elles occupent le plus souvent le cou ou les membres. Cette poussée agit dans un sens révulsif.

A côté de ces phénomènes d'ordre général il en est d'autres d'ordre spécial, pour ainsi dire, et particuliers à chaque malade, qui consistent dans une légère exacerbation des troubles morbides. Chez le rhumatisant, par exemple, les douleurs anciennes peuvent se réveiller, durant quelques jours.

Il en est de même pour les maladies nerveuses dont les troubles particuliers réapparaissent momentanément.

Ce phénomène se montre visiblement chez les choréiques dont les mouvements désordonnés s'accentuent passagèrement pour faire bientôt place au calme, à la sédation, à la guérison.

En résumé, presque tous les troubles fonctionnels de la sensibilité générale et même de la motilité subissent le contre-coup de cette excitation momentanée.

Comme conclusion, il résulte que l'action sédative n'est pas toujours immédiate, qu'elle est assez souvent précédée d'une période d'excitation et que cette excitation se présente sous deux formes particulières :

1º Une action primitive, portant sur l'organisme sain ou malade.

2º Une excitation spéciale, propre à chaque maladie et se répercutant sur les symptômes prédominants.

Contre-indications. — Ces faits physiologiques bien établis, il est facile de se rendre compte des contre-indications à l'emploi des Eaux de Néris, ou, tout au moins, des précautions qu'exige leur administration.

Nous rappelant les phénomènes de poussée, d'excitation qui caractérisent leur action primitive, nous pouvons, dès maintenant, d'une façon générale, en déduire les règles suivantes :

1º Toute affection aiguë ou compliquée de l'élément fébrile ne relève pas des Eaux de Néris.

2º Les maladies avec tendances hémorrhagiques, les congestions d'ordre actif principalement ne sont pas tributaires de ces Eaux.

3º Leur contre-indication est évidente pour les affections dans lesquelles les phénomènes de dépression ou d'excitation sont à redouter, comme l'angine de poitrine, l'alcoolisme, ou encore certaines manies qui sont plutôt des états d'ordre psychique.

4º Il en est de même de certaines affections du système nerveux central, lorsqu'elles sont récentes, comme les paralysies suites d'hémorrhagies.

Indications. — Toutes les fois qu'il s'agira d'activer dans les tissus, la chaleur, la circulation, la vitalité ; de rétablir l'équilibre des fonctions nerveuses, les Eaux de Néris simplement prises en bains, sont d'une très grande efficacité. On peut y ajouter beaucoup par l'usage de la douche, chaude ou froide, suivant les cas, mais il est certain qu'avec le bain seulement on peut obtenir tous les résultats désirables.

Pour laisser dans l'esprit une notion simple, nette, précise des indications des Thermes Nérisiens, nous les grouperons sous leurs chefs principaux, et nous dirons :

1º Les affections nerveuses ;

2º Le rhumatisme ;

3º Les maladies des femmes.

Tel est le trépied nosologique des affections tributaires de la médication nérisienne. Accessoirement, nous devons ajouter certaines dermatoses portant avec elles le cachet plus ou moins nerveux : eczéma, prurit, érythème, ecthyma, zona, psoriasis, éphidrose, hématidrose, urticaire, etc.

Au premier plan, nous avons rangé les affections nerveuses, parce qu'elles relèvent directement de la constitution intime des Eaux de Néris, de leur action sédative particulière, et que le plus souvent, dans ces cas, le traitement peut se réduire à sa plus simple expression : *le bain tempéré*.

Au second rang, nous plaçons le rhumatisme, pour le traitement duquel la médication minérale réduite au bain n'étant plus suffisante, on doit recourir à la thermalité, aux divers agents balnéothérapiques : douches, vapeurs, massages, etc.

Enfin, nous mettons en troisième ligne les affections utérines qui exigent, elles aussi, certains artifices d'administration.

A. — Les maladies nerveuses représentent incontestablement l'indication la mieux fondée, la plus certaine de Néris ; s'il est un groupe d'états morbides contre lequel ces eaux présentent une sorte de spécificité, c'est assurément celui-là.

S'agit-il d'affections d'origine cérébrale ? L'action de ces eaux sera évidemment très limitée. Tout au plus pourront-elles rendre quelques services à la période régressive des paralysies consécutives à une hémorrhagie, atténuer les phénomènes de contracture, ou les douleurs qui en sont la conséquence.

Au contraire, dans certaines affections spinales, l'ataxie locomotrice, par exemple, les résultats sont aussi satisfaisants que possible. Les douleurs fulgurantes, les contractures disparaissent rapidement, le malade retrouve l'appétit, les forces, le sommeil, et souvent le processus morbide est enrayé. Néris convient surtout au tabès à forme douloureuse, éréthique.

Si nous passons à la grande classe des névroses, aux maladies du système nerveux, *sine materia*, nous voyons disparaitre sous la simple action du bain tempéré les phénomènes convulsifs ou spasmodiques, (toux, hoquet, aboiement, contractures), les hyperesthésies, les anesthésies, c'est-à-dire la plupart des troubles qui sont sous la dépendance de l'hystérie.

Il en est de même de la chorée que nous avons rarement vue résister à une première saison.

Pour certaines maladies difficilement curables, on obtient toute l'amélioration dont elles sont susceptibles, telles sont : la paralysie agitante, la maladie de Bassedow, etc.

Parmi les affections d'origine périphérique, la névralgie sous toutes ses formes est éminemment justiciable de Néris : névralgies faciale, intercostale, lombaire, sciatique, plantaire, etc. ; la dermalgie, les viscéralgies : gastralgie, entéralgie, cystalgie, et l'on peut dire d'une manière générale, ce qui est *pathie*, tout ce qui est *algie*.

Tous ces états nerveux que l'on a appelés nervosisme, névropathie, la neurasthénie avec son cortège de symptômes les plus divers : céphalée, insomnie, vertiges, rachial-

gie, phobies, troubles digestifs, etc., trouvent leur meil-
leure indication dans le bain de Néris combiné ou non
avec l'hydrothérapie tiède ou froide.

B. — La haute thermalité de ces eaux les désignait tout
naturellement pour le traitement des maladies rhuma-
tismales.

Aussi, toutes les variétés de rhumatisme : rhumatisme
nerveux, musculaire ou articulaire, subaigu ou chronique, noueux ou déformant, viscéral ou tendineux, se
rencontrent à Néris. C'est là une indication nettement
reconnue et proclamée, depuis des siècles, par tous les
médecins du Centre de la France.

A ce point de vue, sans compter la clientèle libre,
toujours très nombreuse de rhumatisants, il nous suffi-
rait de dire qu'à l'hôpital thermal qui reçoit, chaque saison, de sept cents à huit cents malades indigents, nous
avons eu à traiter en vingt et quelques années, plus de
quinze mille malades, presque tous rhumatisants, le plus
grand nombre avec succès, et sans avoir jamais eu à
regretter un accident.

Pour préciser, nous ajouterons que cette station ther-
male est surtout indiquée chez les rhumatisants nerveux ;
dans certains cas d'hyposystolie mitrale pour amener une
dilatation des vaisseaux périphériques et soulager le tra-
vail cardiaque ; pour les rhumatisants débilités, pour
tous ceux, en un mot, qui ont besoin de ménagements,
et chez lesquels il serait dangereux de prescrire des eaux
plus excitantes.

Ce traitement produit aussi les meilleurs effets pour les
suites de contusions, coups de feu, luxations, fractures,
de traumatismes quelconques, opératoires ou autres.

C. — Un très grand nombre d'observations recueillies
sur les diverses affections de l'utérus, dit M. de Laurès,
met en relief la supériorité du traitement thermal sur les
médications ordinaires, lorsqu'on y ajoute des douches
minérales faibles et longtemps continuées. La leucorrhée,
les engorgements, les ulcérations, l'aménorrhée, la dys-

ménorrhée, les tuméfactions de l'ovaire, forment presque une spécialité pour les Eaux de Néris. L'abaissement utérin, l'antéversion, la rétroversion et les diverses inflexions coexistent avec des lésions inflammatoires qui sont pour nous les plus intéressantes à traiter. Les déplacements, par eux-mêmes, ne sont pas la cause réelle de tous les accidents dont souffrent les malades, et auxquels les Eaux de Néris apportent une amélioration très sensible et durable.

Dans la pathologie des affections de l'utérus et de ses annexes deux conditions indiquent particulièrement la médication hydro-minérale :

1° L'inflammation chronique de ces organes ou les poussées subaiguës qui s'observent dans l'état chronique.

2° La prédominance de phénomènes douloureux ou névropathiques.

Le vaginisme, le prurit vulvaire, les névralgies qui occupent tout le petit bassin ; les accidents nerveux qui accompagnent la ménopause, et surtout les troubles consécutifs à la ménopause artificielle, après les grandes opérations, seront toujours traités avec efficacité par la médication nérisienne.

Mais, durant la saison, le praticien doit rester absolument dans son rôle d'hydropathe et ne se permettre aucune intervention chirurgicale, car, ainsi que le pensait notre maître M. Gallard, la médication minérale est faite ou pour préparer le terrain à une opération ou à un traitement local, ou pour favoriser les suites, et compléter les résultats d'une opération ou d'un traitement antérieurs.

Considérations générales. — Jusqu'à présent, les Eaux de Néris ne comptaient pour ainsi dire pas, au point de vue chimique ; les observations accumulées depuis l'invasion romaine, l'empirisme affirmaient seuls leur valeur thérapeutique.

Les travaux de M. P. Carles, sont heureusement venus

confirmer l'expérience clinique et rendre aux Thermes nérisiens une notoriété qu'on a souvent cherché à leur enlever.

Les sels découverts par l'éminent Professeur de la Faculté de Bordeaux dans les Eaux de Néris sont de deux ordres :

1° Des sels dont l'action sur le système nerveux est reconnue comme calmante, sédative : Le carbonate de baryte, le carbonate de plomb, le carbonate de cuivre.

2° Des sels dont le pouvoir antiseptique est admis par tous : Le carbonate de soude, les fluorures et les fluosilicates, le borate de soude, les oxydes intermédiaires de manganèse.

« *Les sels de baryte*, dit M. Carles, sont d'après Gubler des stupéfiants du système nerveux. D'après le professeur A. Riche, leur action se porte principalement sur le système nerveux, et les symptômes présentent de l'analogie avec ceux que fournissent les narcotiques. »

« *Les sels de plomb*, a écrit Gubler, sont employés comme sédatifs pour enrayer les phlegmasies qui président au développement des produits nouveaux dans le cours des états diathésiques ; enfin pour dissiper les névralgies probablement congestives et hypersthéniques. »

« Garrigou prétend que Burcq et lui ont retiré de l'emploi de sels de plomb les meilleurs effets chez les névropathes et les hystériques. »

« *Le carbonate de cuivre*. — Gubler dit qu'on a employé les sels de cuivre dans les névroses graves. Garrigou rapporte que le Docteur Mareg — de Pesth — aurait guéri, grâce aux sels de cuivre, 250 cas de chorée. »

« Dans les cas d'hystérie et d'hémianesthésie, les sels de cuivre ont donné entre les mains de Brodie et de Burcq des résultats acceptés aujourd'hui comme classiques ; Steiter, Weisman, Hutchinson ont conseillé avec succès le sulfate de cuivre dans les névralgies avant Burcq. »

« Voilà pour l'action directe sur le système nerveux.

« Quant à l'action indirecte, continue M. Carles, elle peut être l'œuvre de la série des antiseptiques. Ces agents, en annihilant la cause première d'irritation nerveuse, tel qu'un microbe parasitaire, par exemple, sont susceptibles d'entraîner secondairement la sédation et la guérison.

« Les maladies cutanées sont celles qui viennent d'abord à l'esprit ; puis certaines affections utérines provoquées par une infection des parties externes. »

À l'objection qui peut être faite que ces antiseptiques sont à dose bien faible, Lépine a déjà répondu que quand on mélange plusieurs antiseptiques, le coefficient d'activité du bloc est bien supérieur au total des effets individuels des composants.

Ressources de la Station. --- Avec huit piscines, quatre-vingt-cinq baignoires, des bains de vapeurs, des douches de toute nature, leurs masseurs et leurs masseuses, le Grand et le Petit Etablissement répondent à tous les besoins. On peut y baigner huit cents malades par jour.

Du choix de la Saison. — Les Etablissements ouvrant le 15 Mai et fermant le 1er Octobre, s'il était possible de répartir les malades, durant cette période, nous conseillerions aux nerveux de venir en Mai, Juin et Septembre ; aux rhumatisants, en Juillet et en Août.

De la durée du séjour. -— Il est aussi impossible d'établir une règle à cet égard, que de fixer les limites du traitement d'une maladie quelconque.

Le chiffre fatidique de vingt-un jours est bien souvent insuffisant pour certaines affections chroniques, particulièrement rebelles, et remontant souvent à de longues années. Ce n'est pas dès la première visite, mais après plusieurs examens, et suivant la marche de la cure que le Médecin, lui-même, pourra se prononcer à ce sujet.

Dr PEYROT,
Médecin en chef de l'Hôpital thermal.

RENSEIGNEMENTS GÉNÉRAUX

NÉRIS-LES BAINS, commune du département de l'Allier, 2.800 habitants.

A 330 kilomètres de Paris, sur la ligne d'Orléans ; gare de Chamblet-Néris, à 4 kilomètres de Néris ; gare de Montluçon à 7 kilomètres ; gare de Commentry à 6 kilomètres. 25 minutes de voiture de Chamblet ; trois quarts d'heure de Montluçon ; une demi-heure de Commentry.

Prix de Paris a Néris : 1re classe, 36 fr. 50 ; 2e classe, 24 fr. 65 ; 3e classe, 16 fr. 05. Train le plus commode au départ de Paris : 8 h. 50 du matin, arrivée à Chamblet-Néris, 2 h. 55 du soir. Durée minima du trajet (trains rapides) 6 h. Durée moyenne (trains directs) 7 h. 1/2.

Poste : quatre distributions par jour; télégraphe, téléphone.

Altitude : 354 mètres à l'Etablissement thermal, 379 au seuil de l'Eglise.

Orientation : Ouest-Nord-Ouest.

Climat : tempéré, assez égal, sédatif.

Constitution géologique du sol : terrain granitique contenant de nombreuses veines de spath fluor.

Aspect général : très vallonné, accidenté, pittoresque.

Distractions de la Station : Orchestre fonctionnant deux fois par jour dans le Petit Parc ; théâtre tous les soirs, cercle. jeux, jeux de petits chevaux, musée Riéckotter, excursions nombreuses et intéressantes.

Grand Etablissement ouvert du 15 Mai au 1er Octobre. Petit Etablissement ouvert toute l'année.

Prix moyen des hôtels : 8 à 12 fr., maisons meublées 5 à 8 fr.

L'Hôpital thermal reçoit de sept cents à huit cents malades indigents se répartissant en six séries. La durée de la saison est de 20 jours ; prix 40 fr. qui doivent être versés par le département ou la commune du malade, ou par lui-même.

Pour être admis, l'on doit adresser une demande au Maire de Néris, avec les trois pièces suivantes :

1o Un certificat de Médecin (sur papier libre) attestant la maladie qui nécessite un traitement à Néris.

2o Un certificat du Maire constatant que le malade ne peut pas faire les frais d'un traitement thermal.

3o Un extrait des impôts délivré par le percepteur (jusqu'à 12 ou 15 fr.).

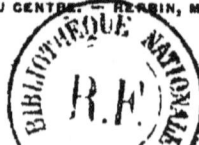

GRANDE IMPRIMERIE DU CENTRE. — HERBIN, MONTLUÇON